CRÉATION ET ORGANISATION

D'UN

HOPITAL D'ISOLEMENT

POUR LES VARIOLEUX

PAR

C. VINAY

Professeur agrégé à la Faculté de médecine de Lyon,
Médecin des hôpitaux.

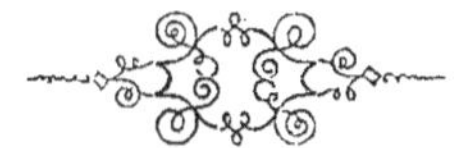

Rapport présenté à la Société médico-chirurgicale,
le 22 février 1884.

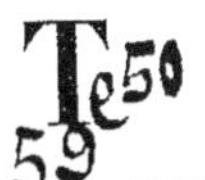

LYON

ASSOCIATION TYPOGRAPHIQUE

F. PLAN, RUE DE LA BARRE, 12.

—

1884

CRÉATION ET ORGANISATION

D'UN

HOPITAL D'ISOLEMENT

POUR LES VARIOLEUX

PAR

C. VINAY

Professeur agrégé à la Faculté de médecine de Lyon,
Médecin des hôpitaux.

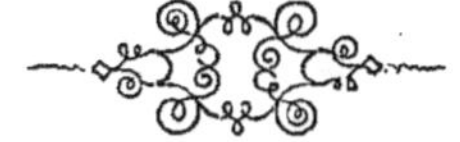

Rapport présenté à la Société médico-chirurgicale,
le 22 février 1884.

LYON

ASSOCIATION TYPOGRAPHIQUE

F. PLAN, RUE DE LA BARRE, 12.

—

1884

CRÉATION ET ORGANISATION

D'UN

HOPITAL D'ISOLEMENT

POUR LES VARIOLEUX

L'Administration des hôpitaux désirant isoler sérieusement les malades atteints de petite vérole, s'est rendu, dans cette intention, acquéreur d'un terrain de 13,000 mètres carrés environ, situé au nord de l'hôpital de la Croix-Rousse. Ce terrain forme une sorte de parallélogramme qui, grâce à son étendue, pourra suffire à établir un hôpital spécial si long-temps réclamé par tous.

Nous ne pouvons que nous féliciter d'une pareille résolu-tion, car depuis longtemps déjà notre Compagnie a réclamé la sélection de pareils malades et leur relégation dans un local nettement isolé. — Déjà en 1865 M. Bondet adressait une lettre éloquente à MM. les Administrateurs des hôpitaux où il réclamait « comme possible et avantageux de soigner dans des salles spéciales les malades atteints de petite vé-role ». En 1875, la Société médico-chirurgicale émettait le vœu de réunir tous les varioleux, hommes, femmes, enfants, à la Croix-Rousse, dans un bâtiment isolé. C'est depuis cette intervention seulement que nous avons enfin vu disparaître

(1) J'ai utilisé, pour mon travail, le rapport sur la *Construction des hôpitaux*, présenté à la Société de médecine publique par M. Rochard (28 mars 1883), ainsi que la discussion qui a suivi et à laquelle ont pris part MM. U. Trélat, Tollet, du Mesnil, Vallin, etc., pour ne citer que les plus importants. J'ai retiré aussi le plus grand profit du *Traité des désin-fectants* de M. le professeur Vallin.

l'usage barbare de confondre les varioleux avec les autres malades dans une salle commune.

Jusqu'à cette époque c'était un usage général en France, à Paris comme dans la province, de les réunir tous dans une dangereuse promiscuité. Bordeaux seul faisait une honorable exception ; dès 1855, on plaçait cette sorte de malades dans un service spécial de l'hôpital de St-André ; enfin la même ville a eu l'honneur de créer, dans le domaine de Pellegrin, le premier hôpital d'isolement. Nous serons les seconds si le projet formulé dans le présent rapport entre un jour dans la réalité.

L'on sait qu'aujourd'hui les malades atteints de petite vérole sont relégués dans les combles de l'hôpital de la Croix-Rousse pour les adultes et dans une salle de la Charité pour les enfants. Tel qu'il est pratiqué actuellement, l'isolement est illusoire, car il n'est guère que théorique.

Les malades convalescents, c'est-à-dire arrivés à une période où la maladie est éminemment transmissible, ne se gênent guère pour descendre dans l'intérieur des corridors réservés aux autres malades, ils utilisent pour les bains le même local et les mêmes baignoires, enfin par le va-et-vient continuel des hommes de peine, employés de bureau, infirmiers, on peut comprendre que l'organisation actuelle, si elle est un progrès sur le passé, en ce sens qu'un seul hôpital est infecté, est insuffisante cependant, comme les faits de l'épidémie récente ne le prouvent que trop. Pour ne citer que l'hôpital de la Croix-Rousse, je dirai que jusqu'à la fin de décembre dernier et depuis le début de l'épidémie, en juin, le nombre des varioleux (hommes et femmes), entrés et sortis, s'est élevé à 111 dans mon service des salles St-Jean et St-Joseph. Sur ce nombre, 72 venaient du dehors, tandis que les 39 autres, plus du tiers, avaient contracté leur maladie à l'hôpital même : 28 à la Croix-Rousse et 11 à la Charité.

Sans doute, il serait facile d'arrêter brusquement une épidémie dans l'intérieur d'un grand établissement par la vaccination en masse de sa population ; mais, chez nous, cette mesure serait insuffisante, car son efficacité n'est que passagère ; la population d'un hôpital de grande ville étant avant tout une population flottante, il faudrait recommencer les vaccinations à chaque entrée de malades, et encore pendant 6 à 7 jours les entrants seraient sous la menace d'une infection variolique, puisque ce n'est qu'à la fin de la semaine qui suit l'inoculation vaccinale que l'on acquiert l'immunité. Enfin, le danger serait toujours grand vis-à-vis des visiteurs qui entrent à certains jours dans les salles.

Pour toutes ces raisons, la création d'un service spécial, nettement isolé, s'impose d'une manière pressante ; c'est du reste la conclusion à laquelle aboutissent les hygiénistes de tous les pays.

J'ai pensé que, pour entrer dans les vues de l'Administration, il fallait bannir du projet tout ce qui pourrait ressembler à du superflu et se borner à réclamer le minimum de ce qu'exige aujourd'hui l'hygiène des constructions hospitalières.

A cet égard, les opinions ont changé depuis l'époque où l'on bâtissait l'Hôtel-Dieu de Lyon ; l'avis général est que le luxe d'un hôpital ne consiste point, comme on a semblé le croire pendant longtemps, dans les proportions colossales de l'ensemble, la beauté des lignes architecturales de la façade et la noble élévation de la toiture. Le luxe véritable, comme l'a fort bien dit l'ingénieur Tollet, consiste dans une bonne exposition, dans l'ampleur des espaces superficiels et cubiques offerts aux malades et dans le renouvellement abondant de l'air clos.

Dispositions générales. — Pour répondre à ce programme, je crois que l'on doit réclamer avant tout l'établissement de pavillons séparés, placés parallèlement et au nombre de trois : un pour hommes et un pour femmes à chaque extrémité, le troisième central pour enfants des deux sexes. Ces pavillons seraient orientés uniformément nord-sud, de façon à présenter tous, matin et soir, aux rayons du soleil, leur surface la plus large ; réunis parallèlement, ils seraient rangés dans la direction est-ouest, et enfin, pour les relier les uns aux autres, on établirait des galeries couvertes qui, convergeant vers le pavillon central, faciliteraient l'exécution du service, pourraient servir de lieux de réunion, de réfectoire ; du reste, je reviendrai plus loin sur ces détails.

Depuis près d'un demi-siècle, la disposition en pavillons séparés a prévalu pour les constructions hospitalières ; on a renoncé définitivement à ces immenses quadrilatères, contenant plusieurs étages de malades superposés et ne laissant entre les côtés du rectangle toujours soudés les uns aux autres, que des espaces froids, humides, rétrécis, qui servaient à la fois de cours, de promenoirs, de lieu de décharge, d'entrepôts, etc. La création de corps de bâtiments isolés permet seule la circulation de l'air, la ventilation facile des salles, l'accès toujours bienfaisant des rayons solaires.

Quant à la dimension des pavillons, elle est naturellement commandée par le nombre de lits qu'on veut y faire entrer ; aussi une question préjudicielle qui doit être résolue avant toutes les autres est le chiffre de malades que l'on assignera en totalité au nouvel hôpital. On peut admettre que 120 lits, 40 pour chaque pavillon, seraient suffisants pour parer aux exigences d'une épidémie ordinaire, comme celle que nous subissons actuellement. On peut espérer même que, grâce aux progrès de l'instruction, grâce à l'amélioration du service municipal de la vaccine qui déjà maintenant rend de si grands services à la population lyonnaise, les vaccinations et les revaccinations seront de plus en plus fréquentes, et, partant, les épidémies de variole plus rares, moins longues et surtout moins dangereuses.

Du reste, si, par suite de circonstances néfastes, l'organisation que nous proposons aujourd'hui devenait insuffisante et que le nombre de lits disponibles fût inférieur aux exigences d'une épidémie grave, on pourra toujours prévoir dans le voisinage immédiat de l'hôpital une certaine surface qui serait utilisée pour agrandir le service primitif et les constructions permanentes. On y établirait, soit des baraquements, soit des tentes américaines à double paroi qui peuvent fonctionner, même en hiver (1).

Disposition intérieure des pavillons. — Chaque pavillon devant contenir 40 lits, devra être divisé en deux sections, c'est-à-dire qu'il s'agit, dans ma pensée, de pavillons doubles.

Cette disposition s'impose par la marche et la nature même de la maladie que l'on aura à traiter dans ce nouvel hôpital ; l'une des sections sera consacrée aux *fébricitants*, l'autre aux *convalescents*. Il est, je crois, dans l'intérêt des uns et des autres de séparer nettement ces deux ordres de malades.

En effet, si pour un convalescent il est pénible de se trouver dans le voisinage immédiat d'un varioleux en pleine suppuration, à odeur repoussante, ou d'un malade agité par le délire, il est certain, d'autre part, que le silence et le repos, si nécessaires aux fébricitants, seront bien mieux assurés par l'éloignement d'individus en voie de guérison, toujours bruyants, aux allées et venues incessantes, fumant à la dérobée et parfois pendant la nuit au milieu de leurs camarades, sans compter que la réunion dans un même local de gens restant levés pendant la plus grande partie de la journée facilitera singulièrement le service général des salles. Il faudra donc, dans chaque pavillon, deux salles bien distinctes, placées dans le même axe et séparées par un vestibule, si l'on adopte, pour la construction, le pavillon sans étage.

Ceci m'amène à discuter le mode de séparation des malades qu'on peut distribuer de deux façons différentes. Ou bien les deux salles seront au rez-de-chaussée et se feront suite dans l'axe du bâtiment, c'est le pavillon sans étage ; ou bien les deux salles seront superposées, les convalescents en bas, et les fébricitants au premier étage, comme à l'hôpital de Pellegrin, à Bordeaux.

(1) Sous des tentes américaines, Vidal a vu maintenir, au moyen de simples appareils de chauffage de campagne, une T. de $+ 8°$, alors qu'à l'extérieur il y avait $- 10°$.

Il est incontestable que le premier mode de construction répond infiniment mieux aux exigences de l'hygiène, c'est la forme conseillée avant tout par M. Tollet et celle que l'on adopte chaque fois que les conditions pécuniaires le permettent.

Il y aurait grave inconvénient de placer les convalescents au-dessous de la salle des fiévreux, ce serait superposer deux couches de malades, ce qui est précisément l'inverse du principe adopté pour les hôpitaux et dont l'application est plus urgente encore lorsqu'il s'agit d'individus atteints d'une maladie infectieuse comme la variole.

La question pécuniaire ne doit pas entrer ici en ligne de compte, car ce n'est pas dans la construction elle-même que consiste l'augmentation de la dépense; que l'on aligne les deux salles sur le même plan ou qu'on les superpose, les frais de construction ne doivent pas varier beaucoup. C'est l'achat du terrain seulement qui nécessite cette augmentation; or, les 13,000 mètres carrés déjà achetés sont bien suffisants pour loger 120 malades dans des pavillons sans étages.

On doit donc proposer le double pavillon comprenant deux salles pour les deux périodes principales de la maladie; ces deux salles seraient au rez-de-chaussée, snr le même plan, dans la continuité du bâtiment.

Salle des fiévreux. — Pour quelques hygiénistes, le mieux serait de ne point agglomérer les individus atteints de maladies infectieuses dans un dortoir commun, mais de les distribuer dans de petites salles comprenant de 4 à 6 lits. Ces petites chambres sont assurément fort appréciées par les malades, qui trouvent, dans cet isolement relatif, un confortable et un agrément personnel que ne donne point l'agglomération dans une salle unique; toutefois il y aurait peut-être là un surcroît de dépense pour la construction et une difficulté plus grande pour la surveillance et le service. D'autre part, et cette objection est plus grave, si l'on cloisonne le pavillon, la surface absorbante extérieure sera notablement diminuée pour chaque section, on aura moins de chance d'assurer une bonne ventilation, chose si nécessaire avec de pareils malades ; aussi je ne crois pas devoir insister à cet endroit, d'autant mieux que j'ai prévu des cabinets séparés pour les individus ou trop odorants ou trop agités.

Je pense que quatorze lits suffiraient, dans chaque section, pour assurer le service des malades qui se trouvent dans la période fébrile de la maladie.

Ces lits occuperont toute la largeur du pavillon ; ils seront placés dans les trumeaux séparant les fenêtres et ne comprendront que deux rangées seulement.

Les fenêtres seront placées de chaque côté de la salle et se feront opposition. De cette manière chaque façade aura une rangée de fenêtres.

Si l'on admet la disposition d'un lit par trumeau, ce dernier aurait 1 m. 60 c. de largeur et la fenêtre 1 mètre pour la même dimension.

Les fenêtres seront percées à 1 mètre du sol et monteront jusqu'à la corniche. Elles doivent avoir des impostes s'ouvrant séparément. La face supérieure de la formette sera inclinée en bas dans la direction de la salle, de telle sorte que l'ouverture se fasse sur un glacis.

La longueur de la salle sera de 20 mètres environ, sa largeur de 7 mètres et sa hauteur, autant que possible, égale à sa largeur. Toutefois, 6 mètres suffiraient à la rigueur, car on aurait, avec ce dernier chiffre, 60 mètres cubes pour chaque lit, quantité réclamée aujourd'hui comme moyenne par tous les hygiénistes.

En supposant qu'on élève des pavillons sans étages, le sol de chaque salle devra reposer sur des soubassements voûtés ayant une hauteur de 3 à 4 mètres, qui seront utilisés pour différents services. Toutefois, si cette dernière construction nécessite une trop grande dépense, on se bornera à élever le niveau des salles de quelques degrés au-dessus du sol environnant. Sans doute, on pourra craindre ainsi les effets de l'humidité, mais on remarquera que la situation bien isolée des pavillons, permettant la circulation de l'air, et l'action continue des rayons solaires, atténueront ce qu'un logement de rez-de-chaussée peut avoir de défectueux.

En plus, il faudra que le parquet soit posé à bain de bitume sur un massif de béton et de scories de forges, comme l'indique M. Tollet.

Les planchers seront de préférence en bois dur ; ils devront être cirés et les joints qui séparent les planches solidement mastiqués. L'expérience de l'asile de Vincennes montre que, lorsque de pareils planchers sont bien entretenus, ils durent indéfiniment.

L'intérieur de la salle présentera des angles arrondis qui facilitent la circulation de l'air et empêchent les coins de devenir de véritables nids de poussière. La surface des murs et du plafond, s'il y a un plafond, sera revêtue d'une peinture vernie sur enduit. Il y a là une grande facilité pour le nettoyage, car il suffit de laver à grande eau, ce qui est beaucoup plus facile et moins coûteux qu'un blanchiment général de la salle.

Enfin on bannira absolument les rideaux des lits, des fenêtres, des portes vitrées. Il n'y aura sur le sol ni nattes ni tapis d'aucune sorte. Pour remédier à l'action trop vive du soleil, on mettra un écran quelconque en dehors de la croisée, jalousie, stores ou persiennes. Quant aux portes vitrées, on pourra y placer des verres colorés.

Je ne discuterai pas ici la question de la ventilation et celle du chauffage, elles m'entraîneraient trop loin et pourront faire l'objet d'une étude particulière.

Je pourrais en dire autant des water-closets ; toutefois je désire insister, à cet égard, sur un point spécial. Je crois que notre Société est unanime pour réclamer la suppression des chaises d'aisances, tous nous désirons voir disparaître ce dernier vestige de la période mérovingienne des hôpitaux lyonnais. Lorsque les malades, par la gravité de leur état, sont incapables de quitter le lit et d'aller aux cabinets, on mettra le bassin à leur disposition. Mais dès que la fièvre et la faiblesse ont diminué, que la période de convalescence est établie, on doit les considérer comme des gens valides ayant la libre disposition de leurs jambes.

Quant au système de vidange, je crois qu'il suffira d'établir des récipients mobiles, en tôle galvanisée, contenant des matières absorbantes et désinfectantes qu'on pourra enlever chaque jour.

A chaque salle seront annexés, dans les angles, quatre cabinets. Dans les angles excentriques, on placera de côté et d'autre deux petites pièces qui serviront à isoler des malades délirants ou condamnés à la prison. L'un de ces cabinets contiendra le petit mobilier de la salle, il pourra servir au besoin à pratiquer des opérations chirurgicales (ouverture d'abcès profonds, trachéotomie, empyème); chez les femmes, on en utilisera un pour les accouchements.

Dans les angles rapprochés de la partie centrale du pavillon, on aura d'un côté les water-closets, avec urinoir et lavabos, et de l'autre un petit cabinet avec deux baignoires qui seront à l'usage exclusif des malades encore dans la période aiguë de la maladie. Aussi ce cabinet devra-t-il s'ouvrir directement sur la salle commune et ne point communiquer avec le corridor de dégagement. Ces deux baignoires seront mobiles, elles seront supportées par de petites roues entourées elles-mêmes de caoutchouc; de cette façon on pourra les diriger sur n'importe quel coin de la salle, et le malade pourra être mis à l'eau au sortir de son lit.

Salle des convalescents. — Cette salle nécessitera une organisation moins compliquée. Elle contiendra 24 à 26 lits environ, placés sur deux rangées, 12 à 13 de chaque côté. Il pourra y avoir deux lits par trumeau, mais nous insistons beaucoup pour que, dans aucun cas, les lits ne soient placés directement en face des fenêtres, les convalescents étant beaucoup plus sensibles aux effets du froid que les fébricitants. Les fenêtres seront larges de 1 m. 60 et les trumeaux de 3 mètres environ.

La largeur et la hauteur seront nécessairement les mêmes que dans l'autre salle, puisque toutes deux font partie d'un même pavillon. Quant à la longueur, il sera facile de la calculer de façon à assurer 50 mètres cubes à chaque lit; elle aura, par conséquent, une dimension de près de trente mètres.

On pourra supprimer les cabinets d'angles du côté de la partie excentrique ; mais du côté de la partie centrale, il faudra la tisanerie d'un côté avec petits fourneaux, de l'autre une salle spéciale pour la sœur cheftaine.

Galeries. — Si l'on adopte les pavillons séparés que je viens de proposer, il faudra les réunir entre eux par une galerie. Cette galerie, largement éclairée et recouverte en ardoise, doit avoir 4 à 5 mètres de largeur, elle s'ouvrira sur le vestibule placé entre les deux salles de chaque pavillon et fera communiquer les salles d'hommes et de femmes avec le pavillon central où seront placées les annexes et la porte d'entrée. Il y aura donc deux galeries de communication pour les trois pavillons. Leur longueur sera naturellement égale à la distance qui sépare ces dernières. Or, on peut évaluer cette distance au double de la hauteur des salles, soit 18 à 20 mètres, puisque la hauteur réclamée est de 9 à 10 mètres avec les soubassements.

Cette galerie servira aux convalescents de lieux de réunion, pendant la plus grande partie de la journée, ils pourront y lire, fumer et séjourner quand le temps sera mauvais.

Dans ma pensée, ce local leur servira également de réfectoire ; afin de ménager le passage, on y placera des tables dont les bords peuvent se rabattre dans l'intervalle des repas, de façon à ne pas gêner la circulation et à diminuer l'espace occupé.

Annexes. — Ces annexes seront simplifiées en raison de l'économie générale qui doit régler le service des varioleux. L'Administration désire que certains services généraux, ceux de la pharmacie et de la cuisine soient communs avec ceux de l'hôpital existant actuellement ; nous n'en parlerons pas, sinon pour faire observer que l'isolement eût été plus complet en donnant à l'hôpital de varioleux une organisation absolument autonome et indépendante.

Quoi qu'il en soit, les services que l'on devra créer spécialement sont peu nombreux; aussi croyons-nous qu'on pourra les établir dans le bâtiment central, celui que nous avons réservé pour les enfants et les nourrices. Ils occuperont le rez-de-chaussée et les salles de malades seront placés au premier étage.

Voici quels sont les services nécessaires :

1° Une salle de bains avec 6 ou 8 baignoires émaillées, et un jet pour douches froides ;

2° Un local pour la lingerie et le vestiaire général ;

3° Une chambre pour les infirmiers ;

4° Une étuve à désinfection ;

5° Un cabinet pour le médecin, où se trouveront les instruments de chirurgie ;

6° Des chambres d'observation au nombre de 4, ne contenant chacune qu'un seul lit. Il est inutile d'insister sur leur nécessité. Ailleurs qu'en France, où elles manquent presque partout, elles sont très-bien organisées dans la plupart des hôpitaux étrangers ; on en rencontre dans les principales villes d'Angleterre, aux États-Unis, en Allemagne, en Hollande, en Russie, en Suisse, etc. ; ces chambres, comme leur nom l'indique, servent à observer des malades envoyés, soit à la période prééruptive, ce qui est extrêmement rare, soit admis sous la rubrique de varioleux, mais atteints d'une affection exanthématique différente, ce qui est le cas le plus fréquent. Pour que leur utilité soit réelle, il faut qu'elles soient placées en un point nettement séparé du reste de l'hôpital. Il est naturellement indiqué de les adjoindre aux annexes.

Comme dernier *desideratum*, il serait d'une louable philanthropie de placer dans un placard, soit des salles, soit de la lingerie ou de tout autres points, quelques livres de lecture qui abrégeront pour les malades les longues journées de la convalescence.

C'est également dans les annexes que se trouve la porte

d'entrée avec parloir pour les visites des parents, et un petit local pour l'admission des malades.

Enfin, dans un point excentrique, on placera la *chambre mortuaire*, à laquelle sera annexée une petite salle pour les autopsies. Une seule table suffira.

Dans l'intervalle des pavillons, on sèmera des gazons et on plantera des arbustes. Il sera bon d'établir sur le pourtour du nouvel hôpital, et surtout du côté sud, en raison des services de médecine existants, des plantations d'arbres verts résineux formant brise-vent, ce seront des écrans sanitaires séparatifs des habitations voisines.

Projet d'organisation intérieure. — L'arrivée des varioleux aura lieu par une entrée distincte de l'hôpital actuel de la Croix-Rousse; il faudra bien se garder de les recevoir et de les enregistrer dans la salle d'attente de cet établissement, comme on l'a fait jusqu'à ce jour. Ils devront être dirigés directement sur l'hôpital d'isolement, et c'est là qu'un employé spécial du bureau remplira les formalités ordinaires de l'admission.

Les visites des parents et amis devront être sévèrement restreintes. On ne peut évidemment pas empêcher des parents de voir leurs fils ou leurs filles dangereusement malades; mais ces visites seront aussi rares, aussi courtes que possible, et toujours on avertira les visiteurs du danger qu'ils courent en pénétrant auprès d'individus atteints de variole. Pour empêcher d'une façon précise l'abus si facile de ces visites, nous proposons à l'Administration de n'admettre que les parents du 1er et du 2e degré.

Les malades et le personnel doivent être séquestrés, sans quoi l'isolement est illusoire. — Le règlement intérieur devrait prévoir le cas où un malade voudrait sortir malgré l'avis formel du médecin traitant, et où l'on devrait, dans l'intérêt de la santé publique, user de moyens de coercition pour retenir le récalcitrant jusqu'à complète guérison. Malheureusement notre législation ne permet pas de porter une telle atteinte à la liberté individuelle, et cependant pareilles mesures sont prises dans d'autres pays tout aussi jaloux que le nôtre de leurs libertés; il est vrai que, dans ces pays, l'instruction est plus générale, la propreté plus grande, l'hygiène mieux entendue que chez nous.

Les sœurs devront coucher dans l'intérieur des pavillons, il en sera de même des infirmiers; tous devraient porter un uniforme ou un insigne qui puisse les faire reconnaître par tout le monde. Les hommes doivent être rasés et porter continuellement un bonnet pour empêcher le transport par les cheveux des particules virulentes. Ils ne devront pas sortir sans avoir changé de vêtement.

L'Administration devra fournir au médecin et à l'interne de grands sarraux que l'on portera par-dessus le vêtement.

Les communications avec l'hôpital actuel de la Croix-Rousse n'auront lieu que dans les limites de l'absolue nécessité; le personnel qui apportera les aliments et les remèdes ne devra jamais pénétrer dans l'intérieur de la salle, car c'est surtout par les allées et venues des employés, infirmiers, que l'isolement actuel est devenu insuffisant et que la variole s'est communiquée au reste de l'hôpital.

Les linges de literie et de corps seront désinfectés avant d'être envoyés à la lessive commune; on les placera soit dans l'étuve à désinfection, soit dans un bain de sulfate de cuivre.

Les effets des malades passeront également par l'étuve avant d'être rangés dans le vestiaire.

Les cataplasmes ayant servi aux malades, les linges à pansements seront invariablement brûlés. Chaque matin, il sera bon de répandre sur le parquet des salles de la sciure de bois et de verser par-dessus un peu d'eau phéniquée, puis de balayer. Les balayures seront toujours brûlées.

Dans l'intervalle des épidémies, lorsqu'on pourra évacuer complètement l'hôpital, il sera bon de penser à la désinfection des pavillons et du matériel qui aura servi dans le cours de l'épidémie.

On devra brûler 30 grammes de soufre par mètre cube, les baies étant hermétiquement closes, puis on videra les salles de tout le matériel et on lavera à l'eau seconde le plafond et les murs peints à l'huile ; on passera sur le plancher une lessive légère et à chaud ; les fenêtres resteront ouvertes pendant dix ou quinze jours.

ADDENDA. — Comme corollaire au rapport sur l'établissement d'un hôpital de varioleux, il sera bon que la Société demande à l'Administration des hôpitaux d'exiger de tous les candidats à l'externat et à l'internat, des stagiaires et des infirmiers, un certificat récent de revaccination (moins de trois mois), signé d'un chef de service, médecin ou chirurgien, ou du conservateur du vaccin municipal.